SOLENNITÉ

DE

LA BÉNÉDICTION ET DE LA POSE

DE LA PREMIÈRE PIERRE

DE LA

NOUVELLE ÉGLISE St-BERNARD

A LA CHAPELLE-SAINT-DENIS

LE 10 AOUT 1858.

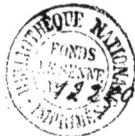

— ◦◦◦◦◦◦◦◦◦◦ —

BELLEVILLE.

IMPRIMERIE DE PRISSETTE, SUCC^r DE GALBAN;

MAISON A PARIS, PASSAGE DU CAIRE, 89.

—

1858.

SOLENNITÉ

DE

LA BÉNÉDICTION ET DE LA POSE

DE LA

PREMIÈRE PIERRE DE LA NOUVELLE ÉGLISE SAINT-BERNARD

A LA CHAPELLE-SAINT-DENIS

Le 10 Août 1858.

———————⟨◎⟩———————

Il n'est personne aujourd'hui qui ne se soit aperçu du mouvement de la population de Paris, fuyant du centre de la ville vers la circonférence.

Ce résultat, dû à l'exécution si prompte des plans tracés par le Gouvernement de l'Empereur pour assainir et embellir la capitale, devait se faire remarquer davantage dans certains centres plus avantageusement placés, pour attirer, vers eux, ces émigrants de l'intérieur de la cité.

Par cela même que la population de la rive droite de la Seine se trouvait et beaucoup plus considérable et beaucoup plus resserrée, les villes de banlieue, au nord de Paris, devaient naturellement avoir la préférence dans cette émigration forcée et si utile.

Toute la banlieue, enclavée dans le périmètre des fortifications, a bien eu sa part d'augmentation; mais quatre ou cinq villes ont semblé monopoliser cette surabondance d'habitants : *Batignolles*, *Montmartre*, *La Villette* et *Belleville* ont vu se doubler au moins le chiffre de leur population. La Ville de *La Chapelle* a dû aussi voir s'augmenter successivement le nombre de ses habitants dans des proportions étonnantes, jusqu'à l'heure où nous sommes et où elle renferme 40,000 âmes, s'assimilant ainsi aux villes de France du 4ᵉ ordre.

Qu'il y a loin de cet état, qui nous surprend aujourd'hui, à l'état où se trouvait *La Chapelle-Saint-Denis* il y a cinquante ans à peine; alors, un peu plus d'une centaine de feux composaient tout le village.

Quelque bornée cependant que fût cette bourgade au commencement de ce siècle, elle n'était pas sans se présenter déjà et depuis longtemps, avec ses antiques et précieux souvenirs, nous pourrions dire avec ses vieux titres de gloire.

Avant de nous occuper plus spécialement de l'église de *Saint-Bernard*, objet principal de cette notice, qu'on nous permette de rappeler quels furent les fastes de cette commune, plus riche en souvenirs qu'on ne le pense généralement.

Quoiqu'on puisse dire, un peu d'obscurité pèse sans doute sur chacune des origines données à notre humble bourgade d'autrefois, comme sur tout ce qui tient aux siècles reculés; mais il n'en est pas moins certain que son antiquité se lie étroitement avec l'antiquité de la fameuse basilique, élevée sur les cendres du premier apôtre de nos contrées, de *saint Denis*.

Alors que Paris était tout uniment l'île de la cité, nous dit un auteur, sainte Geneviève, la Vierge de Nanterre, qui mourut au commencement du sixième siècle et qui devint plus tard la patronne de la capitale de la France, sainte Geneviève quittait Paris tous les samedis avec de jeunes filles ses compagnes, afin d'aller célébrer les Vigiles à la chapelle construite sur le tombeau du martyr saint Denis. L'illustre jeune fille s'arrêtait à mi-chemin pour passer la nuit dans un lieu, où, plus tard, a été construite une chapelle en l'honneur de la Vierge célèbre et en mémoire de miracles opérés par elle.

Du milieu du sixième siècle seulement, il faudrait donc faire dater les premiers faits attachés à l'origine et au nom de la commune de *La Chapelle;* il faudrait renoncer à lui assigner pour les siècles précédant le sixième, une existence quelconque, un nom que la fréquentation du fameux pèlerinage voisin devait lui avoir assuré.

La Chapelle, poursuit le même auteur, relevait de l'abbaye *Saint-Denis*. Un abbé de ce monastère, nommé Odon, délivra par don ou par vente, une charte de franchise aux habitants, en 1229. C'est de cette époque que daterait l'érection en cure de la chapelle du village, qui se nommait alors la *Chapelle de Sainte-Geneviève*.

Mais pourquoi devant ce privilége de cure, comportant avec lui des droits positifs, des garanties d'indépendance, aurait-on conservé à cette église le nom de chapelle, nom toujours consacré à exprimer des idées de délégation, de service religieux essentiellement secondaire et subordonné à une autorité plus élevée?

Pour expliquer ce nom de *La Chapelle-Saint-Denis*, attaché à cette bourgade devenue aujourd'hui une grande ville florissante, il faudrait, nous le croyons, raisonner à cet égard comme on doit le faire à l'égard du nom de *Montmartre*, la commune voisine, c'est-à-dire raisonner tout simplement.

Quelle difficulté sérieuse y a-t-il, peut-il y avoir, en effet, à faire dériver ce nom de *Montmartre* de *Mont des martyrs?* Une seule lettre est à supprimer pour arriver à faire *Montmartre*. Ce qui n'empêche pas d'admettre, avec les contradicteurs de cette étymologie, que ce lieu a pu, dès la plus haute antiquité, et comme tous les sommets de la Germanie et de l'ancienne Gaule, s'appeler *Mons Mercore* (Mont de Mercure), divinité dont les autels ornaient les lieux élevés, ou encore *Mons Martis,* comme le nomme trois fois poétiquement l'auteur Abbon, au neuvième siècle, dans un poëme consacré à chanter le siége de Paris.

Le nom de *La Chapelle-Saint-Denis* aura donc à nos yeux une origine aussi simple et aussi naturelle, et la voici :

Du milieu du troisième siècle, époque à laquelle eut lieu le martyre de saint Denis et par conséquent la désignation miraculeuse de l'endroit où le saint devait être inhumé, et sur lequel fut élevé aussitôt la première chapelle en l'honneur de ce saint apôtre, trois cents ans se sont écoulés jusqu'au temps de la construction d'une chapelle en l'honneur de sainte Geneviève. Cent ans plus tard seulement, la chapelle érigée sur le tombeau du saint, fit place à la célèbre abbaye de Saint-Denis, fondée par le fameux Dagobert 1er.

Or, pendant ces quatre siècles, nous dit l'histoire, le pèlerinage à la chapelle élevée sur le tombeau de saint Denis acquit une grande célébrité. Un grand concours de pèlerins se dirigeait donc incessamment de la ville de Paris vers cette chapelle illustrée par des miracles. La route qu'il fallait suivre s'appela nécessairement le chemin de *la Chapelle Saint-Denis*. Au temps de Dagobert, bien qu'un édifice appelé basilique vint couvrir les reliques précieuses et vénérées, les pèlerins se portaient toujours sur le chemin de la Chapelle Saint-Denis, et à mesure que le temple visité tendait à perdre son ancien nom par l'effet des grandes améliorations dont il était l'objet, le nom de la route est resté le même dans la bouche des dévots pèlerins; et cette route se garnissant d'habitations insensiblement et se convertissant en village, cet endroit conserva tout naturellement le nom qu'il portait déjà depuis longtemps, comme voie de passage, et avant que des maisons vinssent s'élever sur les bords de la route, pour offrir station ou étape aux pieux voyageurs.

Cela n'empêche pas d'admettre qu'une chapelle ait été plus tard élevée en l'honneur de sainte Geneviève; mais ce nom n'a jamais appartenu à la localité.

Notre opinion à nous est que le village, dès la première agglomération d'habitants, dut avoir un nom quelconque, et que ce nom ne peut lui être attribué en raison d'une chapelle construite beaucoup plus tard en l'honneur d'une sainte canonisée dans le sixième siècle seulement; et encore faudrait-il expliquer pourquoi et comment ce nom pris d'une *chapelle Sainte-Geneviève* nous serait arrivé converti en celui de *Chapelle-Saint-Denis.*

Pendant près de deux siècles, de 1095 à 1271, la Ville de *La Chapelle* a eu le reflet de bien grands événements.

Est-il possible à ces hommes, quelque peu amis de souvenirs historiques, de traverser cette longue et large avenue de La Chapelle-Saint-Denis, sans se représenter en esprit cette agitation guerrière qui régnait sur tout son parcours à l'époque des croisades.

Il semble encore voir le pieux roi Louis IX, entouré de sa vaillante noblesse, ayant plus près de lui les trois fils de France, Philippe le Hardi, Pierre, comte d'Alençon, et Jéhan dit Tristan, qui devait partager le sort de son père sous les murs de Tunis.

Ne croyons-nous pas entendre ces acclamations nationales dont retentit alors la petite ville de *La Chapelle*, quand le saint roi, la couronne au front et l'oriflamme à la main, parut au milieu de l'escadron sacré de sa noblesse. Celle-ci lui ouvrait difficilement, du poitrail de ses chevaux, un étroit passage parmi le peuple qui se ruait pour baiser les étriers ou le manteau du roi, aux cris et aux vivats multipliés : « *Noël! et Montjoie Saint-Denis, Dieu aide à la France et au bon roi Loys.*

Puis, au détour de la vieille route de *La Chapelle*, tous ces guerriers, enflammés d'une religieuse ardeur, se perdent bientôt dans un nuage de poussière; on n'entend plus que le bruit qui s'éloigne du piétinement des chevaux et du cliquetis des armes, tandis que des cris d'amour et d'enthousiasme se succèdent de temps en temps dans les flots de spectateurs accourus à *La Chapelle* pour voir et saluer le royal cortége.

L'année suivante, le 22 mai 1271, le spectacle, hélas! était bien différent, une longue file de seigneurs, de bourgeois et d'ecclésiastiques traversaient à pied *La Chapelle*, suivant la route de Paris à Saint-Denis. Le jeune et nouveau roi, Philippe le Hardi, attirait tous les regards par son pieux recueillement et sa tristesse religieuse; aidé des principaux officiers de sa cour, il portait lui-même, sur ses épaules, les ossements de son père, Louis IX, mort dans la dernière croisade. Il s'arrêta plusieurs fois dans le trajet, disent les chroniques du temps, et des croix placées à chaque station rappelaient encore, dans le siècle dernier, ce bel exemple de piété filiale.

Et, depuis ces événements lointains, que de grandeurs terrestres, que de *Majestés* humaines ont foulé la poussière de la vieille rue de *La Chapelle*, allant porter l'hommage de leur vénération à d'autres *Majestés* descendues de leur trône et couchées dans leurs tombeaux !

En l'an 1377, le roi Charles V vint à *La Chapelle* au-devant de son oncle, l'empereur Charles IV. Cette mémorable entrevue, un des souvenirs précieux aussi, eut lieu au mois de janvier.

L'histoire du quinzième siècle nous parle encore des ravages exercés, pendant l'espace de trente ans, par les partisans Armagnacs et Bourguignons, dans les environs de Paris et notamment à *Montmartre* et à *La Chapelle-Saint-Denis*.

Quelques années plus tard, une nombreuse troupe de bohémiens vint, pour ainsi dire, s'abattre dans ce village jusqu'à ce que l'autorité de l'évêque de Paris délivrât *La Chapelle* de ces hôtes mal famés.

Au seizième siècle, les guerres de religion firent aussi le plus grand tort à *La Chapelle-Saint-Denis*. L'église et beaucoup d'habitations furent pillées et livrées aux flammes.

Un autre souvenir plus doux vient encore ajouter aux gloires de cette ville. L'homme providentiel que Dieu suscita au commencement du dix-septième siècle pour remédier aux malheurs venus des siècles précédents, celui que l'histoire appelle le géant de la charité, saint Vincent de Paule, établit à *La Chapelle* sa première fondation de Sœurs de charité. C'est là que furent envoyées les premières sœurs de charité sorties du noviciat formé par le grand saint. Mme Legras, supérieure générale de cette institution naissante, vint y installer ses saintes filles. Tout le monde sait si ce premier essai de charité a été fécond! La ville de *La Chapelle* peut donc s'enorgueillir d'avoir été comme le berceau de cette mission, qui consiste à établir des maisons de secours au sein des populations, instruire, consoler et secourir les malheureux.

Enfin, et pourquoi négligerions-nous de mentionner une célébrité d'un autre genre, c'était encore au commencement du dix-septième siècle (1626). Il naquit à *La Chapelle* un homme qui voulut remplacer le nom de ses parents par celui de l'endroit qui lui avait donné le jour. Ainsi le poëte *Claude-Emmanuel Chanut*, à qui fut donné plus tard, vers l'âge de 18 ans, le nom de *Luillier*, conserva toute sa vie le nom de *Chapelle*. Nous voulons admettre que ses poésies légères, trop légères quelquefois, s'opposeront à ce qu'on l'inscrive au catalogue des saints, mais il faut reconnaître néanmoins que ses œuvres, si remarquables par la grâce et la facilité, et qui lui valurent, au grand siècle, l'admiration et l'amitié des premiers poëtes du temps, le recommandent encore à l'admiration des hommes lettrés de nos jours.

Ne devons-nous pas dire aussi que l'historien Mézerai, fuyant des ennuis, vint habiter *La Chapelle;* qu'il s'y fît des amis; qu'il y fût inhumé, après avoir donné preuve de sympathie pour ce lieu, dans la personne d'un de ses habitants, *Le Faucheur,* qu'il fit en mourant son légataire universel.

Ainsi, dans cet exposé historique, nous avons vu la sainteté et l'innocence, la bravoure et la charité, la poésie et l'histoire se confondre dans un même faisceau de gloire pour relever la célébrité de la ville de *La Chapelle-Saint-Denis.*

Il nous faut rentrer maintenant dans le sujet spécial à cette notice, savoir : l'érection de la nouvelle église *Saint-Bernard,* ses causes, ses difficultés, les diverses phases de ce projet, la cérémonie de la bénédiction et de la pose de la première pierre de cet édifice, voilà ce qui nous reste à raconter.

Les circonstances dont nous avons déjà parlé, ayant donc élevé la population de *La Chapelle* à un chiffre, avec lequel l'ancienne église n'est plus en rapport, il a fallu songer à la construction d'un nouveau sanctuaire.

Dans l'état où se trouve cette église actuelle, il est difficile de l'étudier avec quelque intérêt, comme d'établir des données bien certaines. Elle a subi tant de modifications, tant de réparations surtout auxquelles l'art est resté complètement étranger! Nous pouvons dire seulement que les plus anciens vestiges remarqués dans cette église, ces lourds piliers ronds, sans autre chapiteau qu'un tailloir peu prononcé, représentant aux angles quelques fruits ou quelques feuillages, sont bien de l'époque *gallo-romaine :* ce sont des traces sûres du style appelé style latin, et qui a régné du cinquième au dixième siècle. C'est dans le milieu de cette période qu'a eu lieu la canonisation de sainte Geneviève.

Il ne serait pas impossible d'admettre que la première construction, restreinte dans les bornes d'une petite chapelle, ait affecté primitivement la forme circuculaire ou ronde, que l'on combina un peu plus tard avec des nefs rectangulaires. Les additions du fond de l'église appartiennent à diverses époques postérieures; quelques restes du style ogival ou gothique se remarquent dans l'appareil du fond, à l'intérieur, comme dans les contreforts des voûtes, existant à l'extérieur.

Nous n'avons rien à dire, à faire remarquer, on le reconnaîtra aisément, sur la construction du portail, sur la restauration et le couronnement de la tour. Il semble que chacun de ceux qui ont travaillé successivement à ces réparations particulières, n'aient eu qu'une idée, celle de rechercher le moyen de se mettre en disparate, le plus possible, avec une autre partie du monument; du reste, des réparations faites récemment ont rendu décent et convenable au service religieux cet ancien sanctuaire.

Encore faut-il dire qu'au point de vue où nous jugeons les choses en ce moment, ces regrets de l'artiste peuvent paraître des superfluités.

La question pratique domine, en effet, toute manière de penser. Cet ancien sanctuaire, pouvant au plus contenir six cents fidèles, n'est plus en rapport avec l'énorme croissance de la population.

Depuis longtemps les deux administrations religieuse et communale se préoccupaient des moyens à prendre pour faire disparaître cette regrettable insuffisance.

On sait à quelles difficultés sont soumises de telles questions, quand, pour aboutir à un résultat, il faut le concours de la majorité de ceux qui prennent leur part de l'administration, non pas que tous ne reconnussent l'urgence et la nécessité, mais chacun pouvait avoir sa manière d'envisager une mesure à prendre : Une prudence, louable toujours quand elle n'est point exagérée, portait les uns à voter un ajournement; les autres variaient sur les moyens à prendre. Pour tous donc, mais surtout pour ceux auxquels incombait l'initiative, que de difficultés, que d'embarras dès l'origine de l'émission de ces vœux, que tous désiraient certainement pouvoir réaliser.

Il est sûr que par suite de la marche administrative, tout projet quelque peu important est soumis à des lenteurs qui découragent parfois; heureux encore quand ces longueurs ne font pas naître des difficultés nouvelles, qui ne se produisent que lorsqu'on leur laisse le temps d'éclore. On ne doit donc pas s'étonner que le projet d'une nouvelle église à *La Chapelle-Saint-Denis* ait eu aussi ses lenteurs et ses incertitudes.

Ce fût encore la détermination du lieu où cette église serait construite, qui amena quelques débats. Ceux-ci, au point de vue du service religieux, divisant la commune de l'est à l'ouest, voulaient placer l'église nouvelle plus près de la barrière, toujours dans la direction de la rue principale; ceux-là, au contraire, partageant dans leur idée le territoire de la commune du nord au midi, réclamaient en faveur du quartier neuf et populeux de la Goutte-d'Or, fort éloigné du centre occupé par l'ancienne église. Ce dernier projet, bien débattu, finit par réunir toutes les opinions, et un large emplacement, situé rue d'Alger, fut définitivement choisi et adopté, pour y établir le centre religieux de la nouvelle paroisse.

Ce lieu était d'autant mieux fait pour fixer toute hésitation, qu'il se trouve au

centre d'une population nouvelle, active, industrielle, et qu'auprès de ce nouveau centre religieux, l'étendue du terrain permet la construction du presbytère,
plus l'établissement d'une nouvelle école de jeunes filles, abritée elle aussi par le
nouveau sanctuaire.

Enfin l'heure est venue où les intérêts religieux de la commune doivent avoir
satisfaction.

Sur la proposition énergiquement motivée de M. HÉBERT, maire de la commune, le Conseil municipal, par délibération en date des 13 juin et 12 décembre 1857, a voté la construction de cette nouvelle église. M. le Préfet de la
Seine en a approuvé les plans et devis le 23 juin 1858.

La dépense a été évaluée à 695,820 fr.

Les travaux ont été adjugés le 10 juillet 1858.

Cette deuxième église de *La Chapelle*, dont nous avons pu étudier et
admirer le plan, aura quatre travées à la nef, avec chapelle à la suite des collatéraux, un transept, un chœur et un sanctuaire. Au fond de l'abside se trou-
vera une vaste chapelle de la sainte Vierge; dans les pourtours seront placées
d'autres chapelles latérales, et deux sacristies, l'une pour les Ecclésiastiques,
l'autre pour les mariages.

La longueur de l'église, mesurée hors-œuvre, sera de 63^m 70; sa largeur
de 26^m 20; la largeur du transept de 29^m 20, celle de la nef entre les axes
des piliers, de 10^m.

La hauteur des collatéraux sera de 8^m, celle de la nef de 18^m 60.

Le portail sera surmonté d'une flèche mesurant 45^m, à partir du sol.

En avant de la nef, le maître de l'œuvre a disposé une vaste tribune pour
l'orgue et pouvant recevoir une centaine de personnes; cette tribune, fermée à
la manière des jubés, occupe la première travée.

D'après l'examen du projet, le style semble appartenir à la fin du quinzième
siècle, la nervure prismatique domine; toutefois, les agencements du plan sont
étudiés simplement, de manière, sans doute, à conserver aux piliers leur caractère et l'aspect que doivent présenter les supports.

Ici, peut-être, l'économie est-elle venue se joindre au bon goût pour proscrire
cette exagération d'ornements, qui fit la décadence de l'art à la fin du quinzième
siècle.

Dans le but de donner aux piliers des nefs plus de légèreté, l'architecte a
disposé ces saillies extrêmes des archivoltes et des arcs doubleaux sur des en-

corbellements placés à la naissance des voûtes des collatéraux ; cet agencement qui fait système devra produire un bon effet.

Les murs de la nef seront percés de baies avec verrières ; entre ces baies et les archivoltes reliant les piliers, les tympans qui appuient le comble des collatéraux sont ajournés en une petite galerie, qui semble appartenir aux croisées dont elle forme le soubassement. Cette disposition ajoutera à la grandeur et à l'élévation de la nef.

La chapelle de la sainte Vierge, d'une superficie de 80^m, pourra servir à des instructions religieuses spéciales, aux catéchismes, par exemple. Elle nous a paru parfaitement disposée et en harmonie avec les besoins actuels du culte ; idée pratique, dont l'auteur du projet semble s'être particulièrement préoccupé : mérite, disons-le en passant, qui ne se joint pas toujours chez les architectes d'églises comme nous le trouvons ici, au mérite de la conception d'œuvres souvent fort remarquables d'ailleurs.

Ainsi, dans la sacristie des mariages, a-t-il été encore ménagé une issue extérieure qui permettra la circulation facile qu'exigent ces cérémonies.

L'artiste a poursuivi son étude consciencieuse sur toutes les parties du monument ; ainsi, les vitraux en grisaille des collatéraux, ceux avec bordures mosaïques et mise en plomb de la nef, les verrières du transept et de la chapelle de la Vierge, que nous avons eues sous les yeux et dont nous omettons les détails, sont inspirés évidemment des merveilles de l'art religieux, au moyen âge, et seront du meilleur effet.

Bien que, comme nous l'avons déjà dit, le projet de cette nouvelle église nous ait paru se rattacher, comme style, à la fin du quinzième siècle, il nous faut signaler cependant une grande sobriété dans la décoration extérieure. Quelques crochets sur les accolades des baies du portail, et le bas-relief de la porte principale font tous les frais de l'ornementation.

Cette réserve dans les ornements est rachetée par l'élégance de la forme, qui se révèle dans toutes les parties de la construction.

Le pignon du portail est encadré par des tourelles à pans, contenant les escaliers qui desservent les tribunes, le clocher et les combles. Ce pignon est surmonté d'une flèche hexagonale, bien assise et d'une découpure svelte, aux contours élégants ; cette flèche sera construite en charpente.

Le pignon est, en outre, flanqué de deux arcs-boutants ajourés, qui complètent heureusement la silhouette générale de la principale façade de l'église, à laquelle ou arrive par un perron de neuf degrés.

L'église s'exécute d'après les plans et sous la direction de M. Magne, l'un des architectes de la ville de Paris. M. Merle, architecte-voyer de la ville de *La Chapelle*, est inspecteur des travaux.

Pour ceux qui connaissent la marche administrative dans les affaires publiques, il serait inutile de rappeler que le projet de M. l'architecte Magne a dû subir l'approbation de la commission d'architecture. Indépendamment de la réputation justement acquise du jeune architecte, on doit rendre justice, dans cette œuvre particulière, à son discernement éclairé qui lui a fait prendre, dans ce projet, tout ce qui se remarque de bien dans les trois siècles du style gothique, mais qui lui a fait éviter toutes les dernières exagérations du style ogival.

Ce fut, avons-nous dit plus haut, le 10 juillet 1858, que furent adjugés les travaux.

Un mois après, le 10 août suivant, eut lieu à *La Chapelle-Saint-Denis,* avec la plus grande solennité, la bénédiction et la pose de la première pierre, cérémonie importante et qui touche de si près aux intérêts moraux et religieux d'une population.

Vers quatre heures, Son Éminence, précédée d'une longue procession, assistée de M. Darbois, vicaire-général, et de M. de Cuttoli, son secrétaire particulier, et accompagnée de M. le baron Lepic, Sous-Préfet de Saint-Denis, délégué par M. le Préfet de la Seine, de M. de Chévremont, Secrétaire général de la Préfecture de Police, représentant M. le Préfet de Police, de M. Devinck, Député de *La Chapelle-Saint-Denis,* de M. le Maire de *La Chapelle* et ses Adjoints, des Membres du Conseil municipal, des Représentants de l'Administration départementale, des hauts fonctionnaires des diverses Administrations publiques, est arrivée sur les terrains où sont déjà commencés les travaux de fondation. Des gardes municipaux et le corps des pompiers protégeaient le cortége.

Au centre de cet immense emplacement s'élevait la pierre, objet de la cérémonie.

Dans le fond de cette vaste enceinte, des gradins arrondis et disposés en amphithéâtre étaient occupés par une foule d'invités.

Sur les côtés, deux grandes galeries couvertes, avec des gradins également superposés devaient recevoir ceux qui feraient partie du cortége.

A gauche du rond-point sont venus successivement se placer diverses députations d'ouvriers des Chemins de fer du Nord et de l'Est, et des principaux ateliers de la commune, chacune avec leur étendard; les médaillés de Sainte-

Hélène, avec leur bannière; toutes les institutions de jeunes garçons, eux aussi avec leur étendard particulier.

A droite, sur l'autre galerie, ont été placés, avec le plus grand ordre, toutes les jeunes filles des écoles et des pensions, vêtues en blanc, une couronne sur la tête, ayant les unes une corbeille de fleurs, les autres une petite oriflamme à la main. Cette réunion de jeunes filles présentait à l'œil le plus gracieux tableau.

Au milieu et en avant du rond-point avait été construite une estrade pour les autorités.

Sur cette estrade et autour de Son Éminence prirent place M. le baron Lepic, Sous-Préfet de *Saint-Denis,* M. Hébert, Maire de *La Chapelle,* MM. Devinck, Kœnigswarter, Députés au Corps législatif et Membres du Conseil général ; M. de Chévremont, ancien Préfet, Secrétaire général de la Préfecture de Police ; M. Émile Jubinal, Député ; M. Auger, Président du Conseil d'arrondissement ; M. Champreux, Juge de paix ; les Membres du Conseil municipal et du Bureau de bienfaisance.

L'armée était représentée par M. le général Soumain, commandant la place de Paris, et l'Instruction publique par M. Caix, Vice-Recteur de l'Académie, auquel s'étaient joints M. Landois, Inspecteur d'Académie, et M. Tarnier, inspecteur de l'Instruction primaire.

On remarquait aussi M. le baron Michel de Trétaigne, commandeur de la Légion-d'Honneur, M. Giot, Maire de Saint-Denis, et plusieurs Maires de l'arrondissement ; M. le R. P. Étienne, Supérieur général des Lazaristes et des Sœurs de charité ; M. Marcelot, ancien curé, et un grand nombre d'Ecclésiastiques ; M. Lemaire, Préposé en chef de l'Octroi ; M. Richard, Receveur municipal, M. Gilles, Receveur des Contributions ; M. Bérillon, Commissaire de police, et plusieurs notabilités du commerce et de l'industrie.

Au bas de l'estrade, et plus près de la pierre à bénir, se trouvaient les objets préparés pour la cérémonie.

M. Hébert, Maire de La Chapelle-Saint-Denis, s'avançant au-devant du cardinal et de toute l'assistance, prononça le discours suivant :

MONSEIGNEUR ET MESSIEURS,

« S'il fût jamais une circonstance qui dut me rendre fier et heureux, d'avoir été placé par la confiance de Sa Majesté l'Empereur, à la tête de l'administration municipale de cette ville, c'est, Messieurs, la solennité qui nous réunit et qui me permet d'être l'interprète des sentiments d'affection et de reconnaissance de notre population tout entière envers le gouvernement de l'Empereur et les hautes autorités qui le représentent ici.

« S. M. Napoléon III s'exprimait en ces termes, le 10 décembre 1850 :

« Paris est le cœur de la France, mettons tous nos efforts à embellir cette grande « cité, à améliorer le sort de ses habitants, ouvrons de nouvelles rues, assainissons « les quartiers populeux qui manquent d'air et de jour, et que la lumière bienfaisante « du soleil pénètre partout dans nos murs. »

« Vous savez, Messieurs, avec quelle promptitude, avec quelle habileté M. le sénateur Préfet de la Seine exécute, réalise chaque jour ce magnifique programme, qui va faire de Paris le rendez-vous, la capitale du monde entier.

« La ville de La Chapelle, qui n'était, au commencement de ce siècle, qu'une modeste bourgade habitée par quelques centaines de cultivateurs, a vu son marché aux bestiaux prendre un développement considérable ; elle a vu s'élever, dans son sein, la gare aux marchandises du chemin de fer du Nord, celle du chemin de fer de l'Est, les chemins de fer de ceinture et de raccordement, puis l'importante usine à gaz qui éclaire Paris, de vastes entrepôts, enfin, un si grand nombre d'établissements industriels, que notre population s'est accrue, chaque année, de 3 à 4,000 âmes, et qu'elle dépasse, en ce moment, le chiffre de 40,000.

« Pouvions-nous rester indifférents au magnifique programme du chef de l'État ?

« Pouvions-nous rester insensibles aux grands travaux qui s'exécutent sous nos yeux, dans cette belle capitale dont un simple mur d'octroi nous sépare ? Non, assurément.

« Aussi, et malgré l'exiguité de nos ressources financières, nous sommes-nous mis résolument à l'œuvre, avec le concours sympathique, unanime, du conseil municipal et de tous nos habitants; avec le concours non moins empressé et bienveillant de l'administration supérieure, nous avons pu, depuis l'année dernière, fonder une nouvelle école dirigée par les Sœurs de Saint-Vincent-de-Paul ; où près de trois cents jeunes filles reçoivent déjà les bienfaits de l'instruction et de l'éducation.

« Nous avons établi une succursale de la Caisse d'épargne, à laquelle notre population laborieuse est venue, en grand nombre, verser le produit de ses économies;

« Nous avons fait assainir des centaines de logements;

« Fait repaver en entier treize rues;

« Entrepris l'élargissement d'anciennes voies;

« La création de nouvelles rues et places publiques;

« L'établissement de nouveaux égouts, de nouvelles bornes-fontaines, de trottoirs en bitume, et d'un nouveau pont sur le chemin de fer du Nord;

« Enfin, nous avons voté la construction d'une nouvelle église qui répondît aux besoins du culte, et d'une cinquième école communale, qui sera dirigée par les Frères de la doctrine chrétienne, et dans laquelle pourront être admis bientôt trois cents nouveaux enfants.

« C'est, Messieurs, pour l'édification de ces deux monuments publics, si impatiemment désirés, que nous vous avons priés d'assister à la cérémonie solennelle qui nous rassemble.

« Au nom de mes concitoyens, je remercie notre vénérable et bien-aimé prélat, Monseigneur le cardinal-archevêque, qui a daigné se rendre à nos sollicitations, nous accorder la faveur de bénir chacune de ces pierres, et par ses saintes prières appeler sur notre intéressante population les grâces, la protection du Dieu tout-puissant.

« Je ne remercie pas moins vivement M. le sénateur préfet de la Seine du concours qu'il a bien voulu nous prêter. Il regrette beaucoup que l'ouverture des travaux urgents de la session ordinaire du Conseil municipal de Paris, et d'une réunion extraordinaire de la Commission départementale, ne lui aient pas permis de venir présider cette intéressante cérémonie.

« Pour tant de bienveillante sollicitude et d'intérêt, recevez tous, Monseigneur, Messieurs, l'expression de notre vive reconnaissance. L'honneur que vous daignez nous faire, ce beau jour, cette fête qui nous rassemble, resteront profondément gravés dans notre souvenir, et cette médaille de bronze, portant les effigies de l'Empereur et de l'Impératrice, que va recouvrir cette pierre, transmettra vos noms à la postérité, auprès de celui de Napoléon III, dont le règne glorieux, immortel, dont l'âme grande, généreuse, inspirent à nos cœurs dévoués ce cri éminemment français de : *Vive l'Empereur et son auguste dynastie.* »

Ces dernières paroles furent accueillies et répétées avec enthousiasme par toute l'*assistance*.

M. le baron Lepic, Sous-Préfet de Saint-Denis, succédant à M. Hébert, prit alors la parole en ces termes :

« MONSEIGNEUR, MESSIEURS,

« M. le Préfet, retenu à l'Hôtel-de-Ville par des travaux urgents (une session du Conseil municipal), puis une convocation extraordinaire de la Commission départementale, n'a pu réaliser l'espoir qu'il nous avait laissé concevoir de présider à cette cérémonie.

« Je suis chargé, par lui, de témoigner de ses regrets; il m'a particulièrement prié de l'excuser près de Monseigneur le cardinal-archevêque de Paris.

« Il eût été heureux, Messieurs, de se joindre à Son Éminence et de saisir cette occasion qui s'offrait à lui de féliciter l'Administration communale et le Conseil municipal des progrès réalisés depuis peu à La Chapelle-Saint-Denis; les autorités départementales prenant leur part de ces efforts qui assurent l'exécution de projets qu'elle cherche de grand cœur à mener à bonne fin, et la joie que vous ressentez à voir s'accomplir un vœu formulé depuis longtemps, est sincèrement partagée.

« Votre Administration départementale est joyeuse d'applaudir à l'initiative de l'édilité qui a conçu que ce qui fait la cité, c'est moins le chiffre de la population et le développement de l'industrie, que l'existence de grands établissements publics où il devient possible à chacun de satisfaire les intérêts moraux qui sont le privilége de notre nature humaine.

« Les deux édifices qui s'élèvent sont le complément nécessaire de vos utiles améliorations; l'enfant garde souvenir de son église, de son école; chez l'homme, ce souvenir ne périt pas, il engendre ce sentiment d'affection que chacun éprouve pour l'endroit qui l'a vu naître, noble instinct, qui est le germe du patriotisme, qui se laisse facilement toucher par l'impression des sentiments généreux et des grandes pensées; bien dirigé, il peut enflammer parfois un peuple tout entier pour jeter tout à coup de sublimes éclairs.

« Monseigneur l'archevêque vient sanctifier les fondations de votre église, bénir vos écoles, appeler sur vos œuvres la bonté divine, démontrer l'intervention de la Providence dans ce qu'il nous advient d'heureux; que n'ai-je moi-même la puissance et la facilité d'improvisation de notre vénéré prélat; que ne puis-je, narrateur fidèle, dérouler les belles pages de nos dernières années, faire apparaître à vos yeux étonnés l'intervention du Créateur et des puissants de la terre; vous montrer ceux-ci toujours présents, toujours agissant sous la toute-puissante direction de la Providence, comme l'élu de ses desseins, comme l'objet aimé de ses complaisances; vous montrer les hommes s'agitant autour de cette autorité qu'ils ont élue, les événements se précipitant plus vite que les années; ou bien mieux que n'ai-je adjuré Son Éminence de remplir ici ma tâche, de faire ressortir les mérites du gouvernement de notre Empereur, d'exposer ici le soin qu'il met à ne préposer à la direction des affaires que ceux qu'il sait honorés de la confiance et de l'estime de leurs concitoyens, de protester de son désir de s'entourer de ces personnes dévouées, pour les faire concourir à la tâche laborieuse qu'il assume, celle du bien public; de le prier enfin de rehausser l'éclat de cette fête par ses enseignements si grands, si tendres, si propres à faire aimer Dieu, à inspirer confiance à l'Empereur et à faire chérir la patrie. Pour moi, Messieurs, je me plais seulement à rappeler qu'en dépit des révolutions, des discussions sociales et politiques qui font tour à tour le bonheur et le malheur des peuples, de grands événements se succèdent sans relâche; c'est après des orages qu'ont brillé les siècles d'Auguste et de Louis XIV; le règne de Napoléon III, illustré par tous les genres de gloire, ne sera pas moins digne des palmes de la postérité, et la génération qui s'élève sous les auspices de tant de sagesse et d'éclat, consolidera pour jamais l'édifice d'une dynastie qui commande au monde entier tant d'étonnement et de respect. »

A ces deux discours également remarquables, Son Eminence répondit avec sa grâce et sa facilité accoutumée.

La cérémonie religieuse commença dès-lors et se poursuivit au milieu des chants et des symphonies du corps de musique du 82ᵉ de ligne.

L'ensemble offrait un spectacle grandiose et imposant. Tout s'est passé avec un ordre admirable, qui fait honneur au dévouement et à l'intelligence de MM. les Commissaires de cette fête.

Le tableau général s'est surtout développé dans toute sa splendeur, nous pourrions dire dans toute sa majesté, quand, à la fin, Son Éminence le Cardinal, monté seul sur cette large pierre, dominant l'assemblée, lui a adressé ses félicitations, ses paternels conseils, et, les mains élevées vers un ciel pur et serein, lui a transmis les bénédictions que Dieu réserve à ceux qui l'adorent et qui le prient.

Cette dernière scène, qu'on nous passe ce mot, est venue couronner dignement cette cérémonie religieuse ; elle a mis le comble aux impressions de tous les assistants, profondément émus et recueillis.

Non, il ne faut pas désespérer d'une société qui rend de la sorte un solennel hommage à la puissance que possède la religion pour l'émouvoir.

La nouvelle église a été dédiée sous le patronage de *saint Bernard*.

Nous serions heureux de pouvoir mettre quelque confiance dans l'opinion de ceux qui prétendent que ce grand saint est venu prêcher à La Chapelle même, la seconde croisade.

Au douzième siècle, la commune de *La Chapelle* ne devait pas renfermer assez d'habitants pour justifier le choix de cette localité dans l'œuvre de la prédication de cette sainte ligue, destinée à précipiter contre l'Orient tous les peuples occidentaux.

Mais enfin la mémoire de *saint Bernard* appartient aux annales religieuses les plus glorieuses de la France. A ce seul titre, ce vocable aurait été heureusement choisi.

Et, si nous ne pouvons croire que la prédication de la croisade, inaugurée à *Vezelai*, en Bourgogne, se soit continuée à *La Chapelle-Saint-Denis*, du moins n'est-il pas impossible, pour expliquer la tradition sur la présence de cet homme célèbre dans notre ville, qu'une localité, placée entre la capitale et la fameuse abbaye d'où partaient les croisés, ait pu voir ce saint si illustre sous l'invocation duquel est placée l'église nouvelle.

Après la cérémonie, la procession reprit sa marche et se dirigea par la rue Cavé, vers la rue Lecante, où eut lieu la bénédiction et la pose d'une première pierre de la cinquième école communale, qui sera dirigée par les Frères de la Doctrine chrétienne et pourra recevoir au moins 300 enfants.

Puis le cortége se remit en marche par les rues des Couronnes, de Jessaint et la Grande-Rue.

On exprimerait difficilement l'ordre et le coup d'œil admirable que présentait à cette heure déjà avancée de la journée cette procession, au développement de laquelle se prêtait la large rue de *La Chapelle-Saint-Denis*.

Il était aisé de voir, sur tous les visages vivement impressionnés de cette belle cérémonie, les signes du respect et de la joie, du respect pour ces magnificences religieuses, de la joie de cette solennité qui venait si bien clore les huit jours de la fête annuelle de la commune.

Arrivée sur le perron de l'Hôtel-de-Ville, Son Éminence s'est retournée pour bénir tout le cortége. Il a fallu regretter que l'heure avancée de la journée ait porté chaque corporation à se diriger au plus tôt vers le lieu de leur rendez-vous. Monseigneur le Cardinal eût été heureux de les féliciter et de les bénir particulièrement; M. le Maire ne l'eût pas moins été de pouvoir leur offrir ses remercîments pour avoir répondu à l'appel de leur magistrat. Nous savons que l'honorable M. Hébert a fait parvenir, dans chacun des ateliers, les témoignages de ses sentiments qu'il eût voulu alors leur exprimer lui-même.

Un magnifique banquet, préparé par les soins du Conseil municipal, a réuni autour de Son Éminence les principaux invités. Pendant la durée du repas, la musique militaire a exécuté des symphonies du meilleur choix, avec cette justesse et cette précision qui n'appartiennent qu'à elle. Le premier toast porté à l'Empereur par M. le Sous-Préfet de Saint-Denis a été acclamé par tous les convives et accueilli par les applaudissements de la foule rassemblée à l'extérieur.

Un deuxième toast a été adressé par M. le Maire de la Chapelle à Son Éminence le Cardinal-Archevêque de Paris, le vénérable et bien-aimé Prélat, et au digne Sous-Préfet, M. le baron Lepic.

Puis, M. Devinck, député de la Chapelle, s'adressant à M. le Maire et aux Conseillers municipaux, s'est exprimé en ces termes :

« MESSIEURS,

C'est une circonstance heureuse pour moi de pouvoir porter un toast à la prospérité de la ville de la Chapelle ; de cette ville dont l'importance est devenue si grande, et qui a vu sa population augmenter dans une proportion dont les plus grandes cités n'ont offert que de bien rares exemples. En 1836, il n'y avait pas à La Chapelle 4,000 âmes, on en compte actuellement plus de 40,000, et les habitants sont resserrés dans un territoire malheureusement restreint par les fortifications. En voyant aujourd'hui la population encombrer les rues, se presser aux croisées, sur les toits des maisons, en voyant tous ces ouvriers écouter respectueusement les paroles éloquentes de Monseigneur et en faisant la réflexion qu'ils avaient abandonné le salaire auquel ils auraient eu droit pour recevoir la bénédiction de leur vénérable Pasteur, je me suis dit : Cette journée sera bonne pour le développement de la prospérité de La Chapelle; cette prospérité, loin de s'arrêter, doit s'étendre encore.

J'en ai pour garants l'intelligence, l'activité, les bons soins de l'Administration municipale, j'en ai pour garants l'homme honorable qui est placé à la tête de la Mairie, les membres recommandables qui composent le Conseil municipal, dont tous les actes sont empreints du désir de faire le bien public.

Pouvait-on, en effet, adopter une mesure plus sympathique à l'Empereur et à la population que celle qui a pour objet de fonder une nouvelle église, afin de permettre à chacun de rendre à Dieu les actions de grâces qui lui sont dues?

Réunissons donc dans un même toast, puisqu'ils sont étroitement liés ensemble, la prospérité de La Chapelle, son honorable Maire et le Conseil municipal.

Après ces témoignages si flatteurs, si justement mérités et si sympathiquement accueillis, M. Kœnigswarter, Député, a porté à l'armée et au général Soumain un toast auquel il a été chaleureusement répondu par le brave général.

M. Jubinal, Député, a porté ensuite la santé de M. Devinck et de M. Kœnigswarter, ses dignes et honorables collègues.

Un membre du Conseil municipal, M. Merlin Leclère, s'est encore adressé à M. le Maire de La Chapelle.

Enfin, M. Lemaire, Préposé en chef de l'Octroi, s'est levé et a fait entendre ces chaleureuses paroles :

MONSEIGNEUR ET MESSIEURS,

Après les discours éloquents que nous venons d'entendre, j'hésitais à prendre la parole; cependant, mû par un sentiment que vous apprécierez sans doute, je n'ai pu résister au désir de porter un toast à M. le Maire de La Chapelle, à ce noble cœur dont le dévouement a donné à la ville une impulsion nouvelle vers les améliorations utiles et l'a placée au rang que lui assignent et sa population et l'importance de son commerce.

L'abnégation de ses intérêts privés l'a porté sans réserve dans la voie du progrès, son amour du bien n'a jamais fléchi au milieu des influences qui ont cherché à ébranler sa conviction. Il s'est avancé résolument et loyalement en avant sans porter ses regards en arrière, n'ayant pour guide que sa conscience, et n'attendant pour prix de ses travaux que la satisfaction d'avoir rendu service à son pays.

Honneur à M. le Maire, honneur aussi à ses deux adjoints et à son Conseil municipal, qui ont su apprécier si dignement et seconder si généreusement les efforts incessants de leur magistrat.

MESSIEURS,

A Monsieur le Maire!
A ses deux Adjoints!
Et à son Conseil municipal!

Il est inutile de dire combien ces diverses manifestations furent univer-

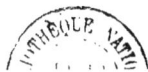

sellement applaudies ; elles resteront en souvenir, à l'honneur de ceux dont les hauts mérites les ont provoquées.

Le soir, toute la ville de La Chapelle était illuminée ; un brillant feu d'artifice est venu clore cette solennité, si bonne au souvenir de ceux qui lui ont donné ou leur participation ou leurs sympathies.

Cette journée heureuse pour tous les témoins de cette belle cérémonie, devait l'être aussi pour les pauvres de la commune. Des actes de charité, placés à l'origine d'une entreprise, sont faits pour attirer sur elle le bonheur et la prospérité. Avec le produit d'une souscription recueillie parmi les membres du Conseil municipal, à l'aide d'une somme de 500 francs, versée à cette intention par M. Devinck, Député, et sur les fonds du Bureau de bienfaisance, il a été possible de les faire participer tous à une distribution abondante et exceptionnelle (1).

C'est justice de reconnaître que jamais l'administration du département de la Seine ne s'est montrée plus empressée à donner ses vœux et son concours pour l'érection d'un plus grand nombre d'églises !

Honneur encore à M. le Maire de La Chapelle, dont le Conseil municipal comprend si bien et seconde si admirablement les vues élevées ! Honneur au magistrat auquel cette belle commune de 40,000 habitants doit de si notables améliorations, des institutions si utiles !

Honneur et bonheur surtout au digne et vénéré pasteur de cette immense paroisse ! Initiative, demandes, démarches multipliées, même auprès de l'Empereur, rien n'a été épargné par lui pour mener à bonne fin cette œuvre si importante, que des vues d'intérêt personnel auraient plutôt fait ajourner.

Déjà, il y a une dizaine d'années, appelé à fonder une paroisse au sein d'une population nombreuse et sans secours religieux, aux portes de Paris, M. l'abbé Christophe eût le bonheur, au milieu des difficultés sans nombre qu'offrait l'époque de 1848, de pouvoir établir une église à la Maison-Blanche et d'y organiser le culte catholique.

Ce sont des faits qui marquent dans la vie d'un ecclésiastique : ce sont des consolations dont l'esprit de foi et de dévouement au devoir peut seul faire goûter l'étendue.

Qu'on nous permette encore une dernière réflexion, un rapprochement, une expansion dernière sur le bienfait des temples religieux au sein des populations.

_____

(1) Chaque indigent a reçu des bons de pain et de viande , un litre de vin, un réjouissant pâté et une pièce de 1 franc.

Dans des temps rapprochés de l'origine du monde, nous dit la plus ancienne de toutes les histoires, l'Histoire sainte, Dieu, obligé de punir les hommes coupables et rebelles à ses lois, voulut bien placer au ciel un signe de son alliance avec sa créature : l'arc-en-ciel aux sept couleurs parut, témoignage de l'abaissement de ses justes colères.

Ne le voyons-nous pas encore après les orages, ce signe choisi par Dieu, continuant sa mission de calme et de confiance, à son aspect le tonnerre, moins bruyant, semble fuir en grondant nos parages ; le soleil paraît à l'opposé pour nous sourire et nous redonner sa chaleur et sa lumière.

Ainsi l'Église, au milieu des tourmentes de la vie réelle, nous apparaîtra-t-elle, avec ses voûtes élevées, avec son clocher élancé dans les airs, comme le souvenir bienfaisant du ciel.

A l'homme matériel, Elle rappelle le devoir de l'adoration et de la prière ;

A l'homme coupable, Elle dit : Repentir et pardon ;

A l'homme faible, Elle promet ses bienfaits et ses grâces ;

A l'homme qui souffre, Elle assure la consolation.

Maintenant, faisons des vœux pour la prospérité de l'œuvre ! La puissante direction donnée aux travaux déjà commencés par MM. les ingénieurs-architectes, sous l'impulsion énergique de M. Hébert, Maire de la commune, ne nous permet pas de douter d'un prompt succès. Les grands travaux de fondation s'élèvent déjà au-dessus de la surface du sol ; encore quelques années, nous oserions dire presque quelques mois, et cette œuvre marquante nous apparaîtra dans tout son éclat ; elle commandera notre admiration autant par son élégance et sa solidité que par sa prompte exécution, comme tout ce qui procède des inspirations du gouvernement de l'Empereur.

A. de Grêteau,

Dans la pierre, objet de la cérémonie, a été scellée une boîte de bois précieux et garnie de métal à l'extérieur.

Cette boîte renferme les objets suivants :

1o Les différents types des monnaies d'or, d'argent et de bronze, frappées à l'effigie de l'Empereur et au millésime de 1858 ;

2o La médaille en bronze, grand module, gravée pour la cérémonie par M. Montagny, et représentant, d'un côté, les portraits de Leurs Majestés l'Empereur et l'Impératrice, et, de l'autre côté, le nom des personnes concourant à la cérémonie par leur caractère officiel ;

3o Enfin, le procès-verbal suivant, écrit sur un parchemin :

VILLE DE LA CHAPELLE.

ÉGLISE NEUVE DE SAINT - BERNARD.

L'An de grâce mil huit cent cinquante-huit, le mardi dix août, à quatre heures de relevée, sous le règne de Sa Majesté NAPOLÉON III, Empereur des Français, la première pierre de cette Église a été bénite par Son Éminence Monseigneur le Cardinal Morlot, Archevêque de Paris, et posée par le Baron Lepic, Sous-Préfet de l'arrondissement de Saint-Denis;

Étant Ministre de l'intérieur, M. Delangle; Ministre de l'instruction publique et des cultes, M. Rouland;

En présence de MM. Chevremont, Secrétaire général de la Préfecture de police; Soumain, Général commandant la 1re subdivision et la place de Paris; Devinck, Député au Corps législatif; Kœnigswarter, Député au Corps législatif; Jublnal, Député au Corps législatif; Christophe, Curé de La Chapelle; Baron Michel de Trétaigne, Maire de la ville de Montmartre; Étienne, Supérieur général de la Congrégation des Lazaristes; Darboy, Secrétaire général de l'Archevêque de Paris; Cottin, ancien Maire, membre du Conseil d'arrondissement; Champreux, Juge de Paix; Dupain, Chef de bureau à la Préfecture de la Seine; Gilles, Receveur des Contributions indirectes, et autres, qui ont signé ci-dessous;

De M. Antoine Hébert, Maire de la ville; de MM. D'Heilly et Moreau, Adjoints;

De MM. Fournier, Toutain, Merlin, Degouet, Gourland, Aubusson, Vincent, Martin, Soudé, Dubert, Calla, Chevalier de la Légion-d'Honneur; Tingot, Chevalier de la Légion-d'Honneur; Liévois aîné, Fège, Legrain, Brisson, Laval, Gautheron, conseillers municipaux;

Et de M. Magne, Architecte, auteur du projet de cette Eglise, et de M. Merle, Architecte communal.

La commune de La Chapelle, qui ne comptait en 1806 que 800 habitants, a vu successivement s'accroître sa population d'une manière si considérable, que le dernier recensement officiel de 1856 a constaté 33,346 habitants, et ce chiffre peut être évalué aujourd'hui à environ 40,000 âmes.

L'ancienne église, qui paraît avoir donné son nom à cette commune, ne pouvait contenir que 600 personnes ; les besoins du culte et des fidèles réclamaient impérieusement la construction d'une nouvelle église.

Sur la proposition du Maire, le Conseil municipal, par délibérations en date des 13 juin et 12 décembre 1857, a voté la construction de cette nouvelle église, et M. le Préfet de la Seine en a approuvé les plan et devis, le 23 juin 1858 ; la dépense a été évaluée à 695,820 francs, et les travaux ont été adjugés le 10 juillet 1858.

La Chapelle-Saint-Denis, les jour, mois et an ci-dessus.

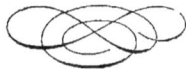

BÉNÉDICTION ET POSE

DE LA

PREMIÈRE PIERRE DE LA NOUVELLE ÉGLISE SAINT-BERNARD

A LA CHAPELLE-SAINT-DENIS

Le 10 Août 1858.

Élève-toi, maison de la prière,
Témoignage de notre foi;
Enceinte à notre cœur si chère,
Temple du Christ, élève-toi!

Élève-toi, tant d'âmes en souffrance
Passent ici, les yeux baignés de pleurs;
Élève-toi pour parler d'espérance,
Pour dire un mot du ciel à toutes les douleurs.
Ainsi qu'une oasis dans les sables arides,
Pour offrir la fraîcheur et les ondes limpides
Au triste voyageur fatigué du chemin,
Élève auprès de nous ton enceinte bénie,
Toujours qu'en te quittant, le fardeau de la vie
Semble moins lourd au pèlerin.

Élève-toi; dans nos villes nombreuses,
Il est, hélas! tant d'asiles du mal!
Tant de splendeurs coupables ou menteuses,
Étalent à nos yeux leur prestige infernal!

Pour abriter la timide innocence,
Pour montrer les vrais biens à la foule en démence,
Comme un phare brillant au milieu des récifs,
    Élève-toi, douce et sainte demeure.
    Élève-toi, pour nous dire à toute heure,
    Qu'il est un port pour nos faibles esquifs.

    Élève-toi, l'enfance te réclame,
    Elle chérit la pompe des autels;
    Élève-toi pour réjouir toute âme
    Des chants aimés de tes jours solennels.
    Pour recevoir sur le seuil de la vie,
    Les exilés de la sainte patrie,
Pour embaumer leur cœur et d'amour et de foi,
Pour qu'ils trouvent encore au bout de la carrière
Le précieux trésor d'une sainte prière,
    Porte du ciel, élève-toi!

    Élève-toi; que dans ton sanctuaire
    Le Dieu du ciel se plaise à résider;
    Sur ton autel que le Dieu du Calvaire
    Au repentir daigne tout accorder.
Plus saint que l'arche d'or de l'antique Solime,
Tu verras s'immoler l'adorable victime,
    Tu seras teint du sang du divin Roi;
Tes portes garderont cette manne sacrée,
Délices de nos cœurs, à l'amour préparée,
    Arche bénie, élève-toi!

    Élève-toi; que la parole sainte,
    Écho du ciel, retentisse en tes murs;
    Que vers ton seuil, le coupable sans crainte
    Tourne ses pas, las des sentiers obscurs.
    Que chaque jour, quand ton airain sonore,
    En annonçant le réveil de l'aurore,
    A la prière invitera les cœurs,
    Les cœurs en foule en leurs hymnes pieuses
    Offrent au ciel, les prémices joyeuses
    D'un jour dont Dieu bénira les labeurs.

Seigneur, daignez m'entendre : oh! versez votre grâce
Sur tous ceux qui viendront vous prier en ce lieu;
Que jamais dans le bien leur âme ne se lasse,
Et qu'ils vous soient toujours fidèles, ô mon Dieu!
Voyez avec amour et ce pontife auguste
　　Qui, parmi nous, guide le peuple juste
　　　　Dans les sentiers de votre loi,
Et ces chefs au grand cœur, qu'un noble zèle inspire
Tous ceux qui, dans ce jour, sont accourus pour dire :
　　　　Temple du Christ, élève-toi!

LOUISE PRIOU.

Belleville. — Imprimerie de PRISSETTE, passage Kussner, 17.

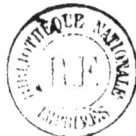

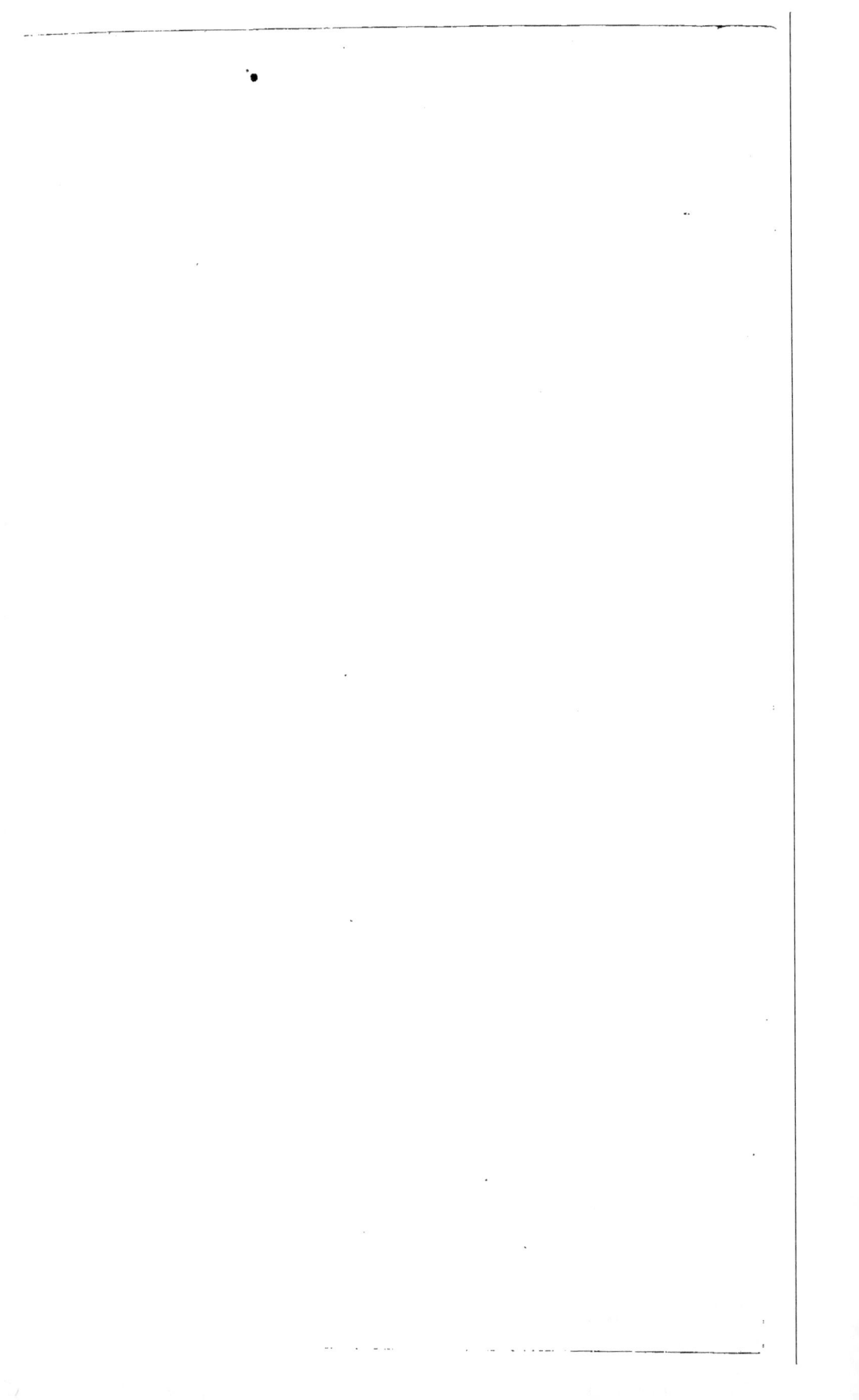

www.ingramcontent.com/pod-product-compliance
Lightning Source LLC
Chambersburg PA
CBHW070922210326
41521CB00010B/2281